AF384759

T d 63 125

362

RAPPORT

SUR

UNE ÉPIDÉMIE

DE FIÈVRES TYPHOÏDES,

Qui a régné dans les Communes de Han-sur-Meuse et de Loupmont,

canton de St-Mihiel, arrondissement de Commercy,

PAR

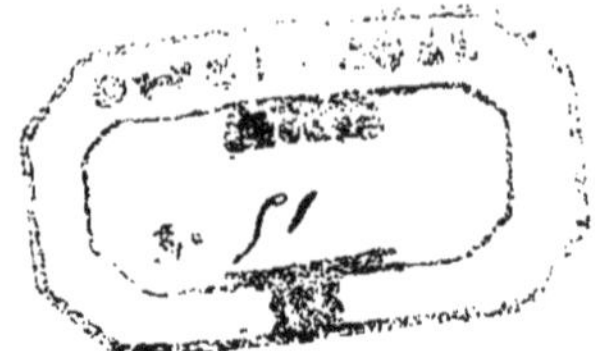

Le Docteur Larzillière,

Médecin-Adjoint de l'Hospice civil et militaire de St-Mihiel.

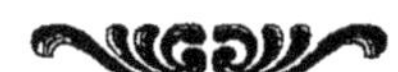

SAINT-MIHIEL. — TYPOGRAPHIE DE CASNER.

1856

RAPPORT

SUR

UNE ÉPIDÉMIE

DE FIÈVRES TYPHOÏDES,

Qui a régné dans les Communes de Han-sur-Meuse et de Loupmont,

canton de St-Mihiel, arrondissement de Commercy.

BIBLIOTHÈQUE IMPÉRIALE IMPR.

Pour faire l'histoire d'une épidémie quelconque, il ne suffit pas de rapporter un plus ou moins grand nombre d'observations, prises au lit du malade, et suivies pas à pas jusqu'au terme heureux ou malheureux de la maladie. Cette méthode peut être fort bonne pour étudier une affection encore peu connue, pour en analyser et comparer les symptômes, puis les condenser en un tout, qui prendra sa place dans le cadre nosologique. La terrible pyrexie, généralement connue sous le nom de fièvre typhoïde, n'en est plus là. Des travaux nombreux, dont un grand nombre sont devenus classiques, ont mis au grand jour et hors de toute espèce de doute, l'existence et l'unité morbide de cette maladie, et s'il existe encore quelques ténèbres, ce n'est que dans l'esprit de certains médecins systématiques, qui trouvent commode d'attribuer à l'altération d'un ou de plusieurs organes la série des divers phénomènes qui se déroulent sous leurs yeux.

Avant d'entrer dans les détails de l'épidémie qui a sévi d'une façon si terrible dans deux localités de notre canton, et dont je suis chargé de présenter le tableau, qu'il me soit permis de faire ressortir le génie particulier qu'a offert cette épidémie, et de dire succinctement comment j'entends le sens attaché à la dénomination fièvre typhoïde. Chose bizarre ! Parmi les auteurs d'une foule d'essais et de traités sur cette maladie, chacun a, sur sa nature, une manière de voir qui lui est propre. Sur l'étiologie, on est à peu près d'accord ; sur les prodromes, les symptômes, l'anatomie pathologique, l'accord est complet; mais voici venir le traitement et chacun, suivant l'idée nosographique qu'il s'est formée, combat : la fièvre adynamique, la fièvre ataxique, la fièvre muqueuse, la fièvre bilieuse, la gastro-entérite, la fièvre typhoïde, la dothinenterie, la typhohémie, le typhus. M. Turc, médecin très distingué de Plombières, a publié un mémoire en 1846, où il ne voit dans les fièvres typhoïdes que des fièvres rémittentes méconnues.

Ces dénominations nous démontrent que chaque auteur, suivant sa prédilection, a fait d'un symptôme ou d'une série de symptômes, l'affection principale ; le trouble des fonctions et la fièvre n'en sont que la conséquence.

Ma faible expérience et des réflexions longtemps mûries, m'ont conduit à penser qu'il en était autrement. Que la fièvre, cette sorte de réaction de la vitalité, contre un principe morbide introduit dans l'économie, constituait à elle seule la maladie : que les lésions plus ou moins profondes des organes ou des fonctions que l'on rencontre, soit pendant le cours de l'affection, soit après la mort, n'en sont que le produit. La gravité de ces lésions n'a souvent aucun rapport direct avec le terme heureux ou malheureux ou même avec l'intensité de la maladie. Cette remarque est faite par les auteurs les plus compétents, tels que M. Louis (observ. 40e, 41e et 42e), M. Forget (observ. 45e et 46e). M. Chomel, M. Andral, citent également des fièvres typhoïdes, dans lesquelles les lésions anatomiques ne peuvent être considérées comme ayant amené la mort des sujets.

En envisageant l'épidémie de Loupmont et de Han-sur-Meuse dans son ensemble, on y trouve un caractère d'identité remarquable, quoique ces deux communes soient situées à 15 kilomètres l'une de l'autre, et que la nature du sol, des travaux, des habitudes, je dirais presque des mœurs, soit différente.

Le principal cachet de l'affection a été une adynamie profonde, avec une tendance excessive à la typhohémie et aux hémorrhagies. Dans la commune de Loupmont, tous les malades qui ont succombé ont fait des pertes sanguines intestinales graves; plus de la moitié des personnes atteintes en ont eu, mais à des degrés différents. Un autre point caractéristique, c'est la manière générale avec laquelle elle a frappé. Dans cette commune, plus du quart de la population a été atteint. Il en est mort le quatorzième ; elle n'a respecté ni les âges, ni les sexes. Les vieillards, les adultes et les enfants ont subi son influence fâcheuse dans des proportions inaccoutumées.

Dans la commune de Loupmont, il est mort :

7 hommes et 4 femmes au-dessus de 50 ans ;
9 hommes et 6 femmes de 30 à 50 ans ;
4 hommes et 7 femmes de 15 à 30 ans ;
1 petite fille de l'âge de 5 ans.

Ce qui donne un total de 38 décès sur une population de 550 habitants.

Les malades guéris, sont au nombre de 125 ; ils se divisent en :

8 hommes et 9 femmes au-dessus de 50 ans ;
18 hommes et 12 femmes de 30 à 50 ans ;
20 hommes et 30 femmes de 15 à 30 ans ;
14 hommes et 14 filles de 15 à 2 ans.

La commune de Han-sur-Meuse se compose de 246 habitants. Le sixième de cette population a été atteint. Douze personnes ont succombé, 36 ont guéri. Je dois dire ici, que trois des personnes qui sont mortes, ont refusé de se soumettre à un traitement. Ce qui ramène le nombre des décès au cinquième des individus atteints, et au même chiffre le nombre des personnes malades par rapport à la population.

A la suite de ce tableau, je vais rapporter quelques observations prises au hasard parmi celles que j'ai recueillies. J'aurais le regret de ne pas rapporter les lésions anatomiques qui se seraient rencontrées indubitablement à l'autopsie ; il ne nous a pas été permis d'en pratiquer une seule, malgré les plus vives instances de notre part.

PREMIÈRE OBSERVATION.

Fièvre typhoïde grave. — *Hémorrhagies nasales et intestinales abondantes. — Guérison.*

T... (Nicolas), âgé de 19 ans, tombe malade le 23 décembre 1855. Je le vois pour la première fois le 28 ; il est couché sur le dos, le teint est jaune terreux ; il se plaint d'une violente céphalalgie, la langue est aride, chargée d'un enduit blanchâtre abondant, excepté vers la pointe, le pouls est à 90, un peu de toux, nausées fréquentes, fétidité de l'haleine, constipation depuis quatre jours, sensibilité abdom., soif vive, inappétence.— Prescrip.: diète, eau de sedlitz un litre, catap. émol. sur l'abdomen. Ce jeune homme est couché dans une alcôve profonde, où l'air ne circule pas ; nous le faisons placer dans une pièce voisine mieux aérée.

Le 30, il y a eu 12 selles fétides. Le pouls est à 80 puls., un peu de coma, la céphalalgie est moindre, intelligence obtuse, les réponses sont lentes, une épistaxis pendant la nuit.

31. L'épistaxis s'est renouvelée. Eau de sedlitz, 1 litre.

2 janvier. Pouls à 110 pulsat., hémorrhagies nasales abondantes, céphalalgie intense. Eau froide sur le front, catapl. sinap. aux jambes. Il y a eu 8 selles.

3. Teinte plus jaune de la peau, affaissement, pouls petit, fréquent ; langue tremblante, sèche, délire. Limon. sulfurique, calomel, 1 gram.

4. Continuation du délire, soubresauts dans les tendons, état fuligineux des dents, frissons dans la journée.

5, 6 et 7. Même état ; le frisson se renouvelle chaque jour, il est suivi de chaleur à la peau et d'une rougeur intense de la face. Tannate de quinine 1 gramme à prendre pendant l'apirexie.

8. Nuit très agitée, le malade veut se lever. Selles involontaires, urines rares rouges.

9. Même agitation que la veille ; face altérée, fièvre intense, cris pendant la nuit. Tann. de quinine 1 gram., limon. citrique.

10. Face un peu meilleure, pouls dépressible, fièvre moins violente ; ballonnement du ventre, excoriations du sacrum.

11. Le malade a rendu du sang dans les deux selles involontaires qu'il a eues. Limon. sulf., potion de ratanhia, lavement amylacé.

12. Légers frissons suivis de chaleur ; pas d'hémorrhagies. Continuation de la prépar. de quinine avec addition de sirop, diacode 25 gram., catapl. et lav. presque froids.

13. Le ventre est plus tendu, selles toujours involontaires ; le sang est rendu presque pur. 1/2 lav. avec 15 gram d'alun.

14 et 15. Affaissement considérable, agitation ; le malade veut se lever plusieurs fois, cris extraordinaires pendant la nuit, ventre moins tendu, pouls petit à 110.

Le 16, il y a plus de tranquillité, la langue s'humecte un peu vers la pointe, le malade a demandé le plat bassin, pouls dépressible, moins fréquent.

17. T... a dormi deux heures ; le ventre moins tendu est peu douloureux. Tann. de quinine, quelq. grains de raisins.

18 et 19. Le sommeil et le calme continuent à reparaître ; une lotion d'eau savonneuse, tiède, amène un soulagement marqué ; humidité de la langue ; la parole revient un peu.

Le 20, je permets un léger bouillon. Continuation de la préparation de quinquina ; deux selles dont le malade a conscience , paresse vers la vessie.

21. La convalescence se déclare. J'autorise une alimenta-tion légère , plutôt liquide que solide , que je maintiens avec sévérité jusqu'au 4 février.

A cette époque, la maigreur de ce jeune homme est ex-trême ; des furoncles apparaissent en grand nombre le long de la colonne vertébrale et sur les membres.

2.e OBSERVATION.

Fièvre typhoïde.— *Absence de tout traitement.*

Le 22 décembre 1855 , on me prie de voir la nommée L..... (Marie-Caroline), âgée de 17 ans. Cette jeune fille est malade depuis deux jours. A mon examen, je trouve un malaise considérable avec faiblesse et céphalalgie, anorexie, sensibilité vive à l'épigastre , pouls petit , dépressible , 120 pulsat. Les règles qui auraient dû paraître depuis deux à trois jours n'ont pas paru. Je prescris eau de sédl. 1 lit., inf. till. et feuilles d'oranger ; cat. émol. à l'épig.

Le lendemain, lors de ma visite, on me déclare que la ma-lade n'a rien voulu prendre. Malgré les plus vives instances de ma part et de celle de ses parents elle refuse de suivre aucun traitement. Elle a pris du lait et bu de l'eau. En la quittant, j'insiste de nouveau sur l'emploi de la médication prescrite la veille.

Le 24 , elle n'a rien pris ; même refus de sa part. Je trouve la face jaunâtre , une céphalalgie sus-orbitaire violente , les réponses sont embarrassées, langue blanche, sèche, sensibilité épigastrique, tension du ventre.

Le 25 , même aspect. Je continue à voir cette malade pour juger des effets de l'absence de tout traitement ; elle continue à prendre du lait et à étancher sa soif avec de l'eau froide ; elle reste couchée sur le dos.

26 et 27. Abattement, épistaxis léger ; la menstruation s'est montrée pour cesser une heure après ; la peau est chaude, le le pouls fréquent , agitation, délire pendant la nuit, le ventre

est très douloureux, gencives et dents fuligineuses.

28 et 29. Même état.

Le 30, face altérée, selles involontaires, soubresauts dans les tendons, chaleur âcre, délire, cris, agitation. Le lait provoque des vomissements bilieux abondants.

Des frissons violents se sont montrés dans la journée du 1er janvier. Le 2, j'insiste auprès de la mère pour qu'elle fasse prendre 1 gram. de tann. de quinine en deux fois dans la journée; la malade en prend une partie. La nuit du 3 est moins mauvaise ; un peu de calme.

Le 4, faiblesse extrême ; on s'efforce de faire prendre la préparation de quinine, on n'y parvient pas, néanmoins la nuit est calme mais l'état de faiblesse augmente, l'amaigrissement de la face se prononce de plus en plus. — Vers une heure de l'après-midi, les parents croient devoir sortir la malade de son lit pour la changer ; pendant cette opération il survient une syncope mortelle.

Dans cette maison L..., les six enfants furent tous atteints de l'affection régnante. Les trois aînés refusèrent de se soumettre à un traitement, ils succombèrent tous trois. Les trois plus jeunes, de 9, 7 et 5 ans, moins opiniâtres et plus soumis, suivirent un traitement plus complet, ils guérirent.

Un fait à peu près analogue s'est présenté dans la commune de Loupmont sur deux individus, le père et le fils, ils succombèrent tous deux. D'où l'on peut conclure que l'absence d'un traitement rationnel ou la méthode expectante dans la fièvre typhoïde épidémique serait fort peu avantageuse.

3.e OBSERVATION.

Vingt-trois jours de maladie. — Hémorrhagies intestinales abondantes. — Mort.

J... (Joseph), âgé de 27 ans, éprouve du malaise, de la fatigue, de l'inappétence, des maux de tête depuis huit jours. Le 15 février, je le vois pour la première fois. Il est assis près de son feu ; il est triste, la langue est humide, blanche et large, inappétence, pas de selles depuis quatre jours, un peu de fréquence dans le pouls, peau chaude. La céphalalgie est intense, la courbature générale. Je preseris eau de sédl., limonade, bouillon aux herbes.

Le lendemain, 9e jour, même état; quatre selles.

10e jour. Langue moins humide remplissant la bouche, haleine fétide, le pouls est mou et fréquent, sentiment de pesanteur à l'épigastre, pas de douleurs abdominales, léger ballonnement. Eau de sédlitz, limonade.

11e jour. Même état; un peu d'agitation dans la nuit.

12e jour. Stupeur, faiblesse, ballonnement du ventre, gargouillement dans la fosse iliaque droite, pouls fréquent, sueur pendant la nuit, tache lenticulaire à l'épigastre. Lim., catapl. émol.

13e jour. Surdité, réponses lentes, dents fuligineuses, ventre tendu peu sensible, urines rares, délire tranquille, quelques frissons pendant la nuit. Tann. de quin. 1 gram. en potion, lav. émoll.

14e et 15e jours. Pouls moins fréquent, pas de frissons; quelques selles séreuses et sanguinolentes.

16e jour. Pouls petit fréquent à 110, météorisme considérable, chaleur âcre, sécheresse de la langue, difficulté dans la parole; le malade demande à être changé de chambre. Lim. minérale, 2 vésic. aux jambes.

17e j. Même état; le malade demande des aliments, l'état du ventre reste le même et fait présumer de nouvelles pertes de sang. Bouillon très léger, lav. ast., pot. toniq. et ast.

18e j. Un peu d'amélioration dans la matinée, somnolence, intelligence peu nette, rêvasseries, le météorisme se maintient. Plaie au sacrum; dans la nuit, trois selles abondantes composées de sang presque pur. Potion ext. de ratanhia, lavem. avec de l'alun, compresses froides sur le ventre.

19e j. La faiblesse est très grande, l'intelligence est plus nette, pas d'évacuation. Lim. min., compresses froides sur le ventre, quelques cuillers de bouillon.

20ᵉ j. Le mieux persiste, l'intelligence est nette, le ballonnement se maintient. Léger bouillon, pot. et lav. ast.

21ᵉ j. Coma profond, tension extrême du ventre, il est douloureux ; la plaie du sacrum a mauvais aspect, une odeur gangreneuse s'en échappe.

22ᵉ j. Selles hémorrhagiques abondantes et involontaires ; perte de l'intelligence.

Le 23ᵉ jour, la faiblesse du pouls fait présager un terme fatal prochain. Le malade succombe à une heure après midi.

4.ᵉ OBSERVATION.

L... (Joseph), âgé de 32 ans, d'un tempéramment sanguin, homme fort et robuste, est souffrant depuis dix à douze jours. Je le vois le 20 février 1856, il présente l'état suivant : Courbature générale, céphalalgie frontale vive, face rouge, yeux brillants, pupille dilatée. Il se plaint d'un mal de gorge pour lequel on lui a conseillé une application de sangsues qu'il a refusée ; bourdonnement d'oreilles, langue sale, sèche, soif, peu de sensibilité à l'épigastre, léger ballonnement, réponses un peu lentes. Boisson pect., tartre stibié 1 décigr. dans un litre de tisane à prendre dans la journée, sinap. aux jambes, lav. émoll.

Le 21 , évacuation abondante pendant la nuit, agitation extrême, délire. Le malade ne se reconnaît pas et exige qu'on le reconduise chez lui ; pouls dépressible, fréquent, surdité. Potion antispasm., teinture de musc en lavem.

22. Même agitation ; le malade veut se lever , et ce n'est qu'avec peine que trois personnes peuvent le maintenir dans son lit. Pot. antispasm., 1 lit. limon. purg. pour le lendemain.

23. Selles copieuses fétides , délire loquace, moins d'agitation , pouls fréquent, ballonnement du ventre ; les mains et les doigts sont dans une agitation continuelle ; l'angine pharyngienne a disparu.

24. Diminution du délire, plus d'agitation, un peu de coma , soubresauts dans les tendons moins prononcés. Pot.

antispasm., lim. gom.

25. Frissons dans la soirée , suivis de chaleur et de sueurs abondantes. Pot. avec ext. mou de quinq. 3 gram., lav. purg.

Du 26 fév. au 1er mars , l'ataxie a complétement disparu ; il reste de la somnolence et une accélération dans le pouls que les préparations de quinquina ne peuvent faire cesser , mais qu'elles modèrent sensiblement.

Le 1er mars, j'accorde un peu de bouillon.

Le 2 , même état.

Le 3 , ballonn. du ventre, mais plus de netteté dans les idées. Lav. purgatif, diète.

Le 4, selles abondantes, quelques matières moulées sont rendues ; la fièvre revient chaque jour dans la soirée. Tann. de quinine 1 gram., bouillon.

Cet état se maintient et tout nous fait présager une convalescence prochaine lorsque le 12 mars , le malade se plaint d'une toux qui l'a fatigué toute la nuit.

Le 13 , la toux persiste , il y a de la faiblesse ; néanmoins le malade se trouve assez bien , il s'occupe de différentes choses de son intérieur.

Le 14, peu de fièvre , mais la toux devient très gênante ; il refuse le bouillon qu'on lui offre. Un cachet de tristesse est empreint sur tous les traits.

Le 15 au matin, je trouve de la dispnée , le pouls petit, la toux fréquente, pénible, pas d'expectoration , râle muqueux très abondant des deux côtés. Tartre stibié 2 décigr. dans un julep, gom., sinap. à répéter chaque 2 h. sur les membres inférieurs.

Je revois le malade à 11 heures du soir : l'asphyie est imminente , la face est cyanosée , il meurt 2 heures après.

5.e OBSERVATION.

J... (Rose), 31 ans , constitution forte , tempérament sanguin. Cette femme a perdu son mari il y a un mois de la fièvre typhoïde ; son enfant, petite fille de 6 ans, a été gravement atteinte ; elle est épuisée par les émotions morales et les fatigues physiques, qu'elle a éprouvées. Depuis 3 semaines elle est souffrante, courbaturée ; elle s'alite le 25 mars, à la suite de vomissements bilieux abondants. Ce jour-là, le pouls est large, fréquent. Eau de sedl. 1 lit., lim. citriq.

26 mars. Fièvre intense ; vomissements, sensibilité épigastrique, léger ballonnement, évacuations abondandes très fétides, un peu de toux.

27. La toux est plus fréquente, il y a de l'oppression, du délire pendant la nuit, une selle involontaire. Potion kerm., lav. purgatif.

28. Etat comateux, épitaxis, l'oppression et la toux continuent, râle sibilant. Pot. kerm., sirop de gom., un vésic. sur la poitr., cat. émol.

29. Coma plus profond, surdité, pas de réponses, dents fuligineuses, taches lenticulaires nombreuses.

30. Pas de changement. J'apprends que la malade n'a pas pris les potions, qu'on les a jetées. Looch blanc avec 60 cent. de calomel, sinap. aux jambes.

Le 1er avril, la malade est mieux, elle demande à manger, la dispnée et la toux sont toujours très fortes, bouche moins sèche, garde-robes involontaires, urines rares. Diète.

2. Pas de changement.

3. Cette femme semble mieux, la parole est facile ; elle réclame des aliments, moins de fièvre, ballonnement du ventre plus marqué. 2 vésic. aux jambes, frictions huileuses sur l'abdomen.

4. Selles sanguinolentes. Potion avec ratanhia, lav. d'alun. 15 gram. dans 500.

5. Hémorrhagies intestinales plus abondantes, ballonnement considérable, escharre au sacrum d'une teinte noire livide. Urines très rares.

6. Même état. Pot. avec ratanhia, lav. froid astringent. La sonde ramène un litre d'urines rouges ammoniacales.

7. L'hémorrhagie paraît s'arrêter, un peu de sommeil pendant la nuit ; le ballonnement reste considérable.

8. Dans la soirée, hémorrhagie foudroyante que rien ne

peut arrêter , la faiblesse devient extrême.

La malade succombe le 9 au matin.

Il me paraît superflu de donner dans ce rapport toutes les observations que j'ai recueillies pendant l'épidémie, elles ont à peu près toutes le même cachet d'anemie profonde avec une tendance très marquée aux hémorrhagies. Ces dispositions générales de la maladie n'ont pas été modifiées par les constitutions individuelles quelquefois très fortes que nous avons rencontrées.

ÉTIOLOGIE.

Je n'entrerai pas à l'occasion des épidémies de Han et de Loupmont dans les débats sans fins qui ont eu lieu à l'occasion des causes de la fièvre typhoïde. J'ai suivi les différentes phases d'une maladie dans deux localités différentes et éloignées de 15 kilom. l'une de l'autre. J'ai dû rechercher les motifs d'une semblable coïncidence et qu'elles en pouvaient être les causes. Ne voulant pas apporter dans la question d'idées préconçues, j'ai recherché s'il n'y aurait pas dans l'alimentation , dans les eaux, dans l'excès de travail, ou des conditions particulières d'habitation , une raison qui expliquerait l'invasion du fléau.

La commune de Han est située sur la pente d'un coteau peu élevé exposé au nord; le sol est calcaire argileux. Un bras de la rivière de Meuse baigne la base des premières maisons du village. Le lit de ce bras de la Meuse est à sec une grande partie de l'année , et alors il ne contient guère que des flasques d'eau croupissante chargée des immondices des rues du village. L'infiltration de ces eaux laissent à nu des résidus animaux et végétaux jusqu'à ce que les eaux de la Meuse, grossies viennent les entraîner. Les rues du village sont mal entretenues et encombrées par des dépôts de fumiers. Les habitants sont tous dans l'aisance et pour la plupart mieux logés que ne le sont généralement les gens de la campagne. Leur alimentation est saine , le pain de blé en fait la base ; examiné attentivement, ce blé ne contenait aucune graine ni aucun produit étranger nuisible ; les pommes de terre étaient aussi d'excellente qualité cette année. Les eaux analysées par une personne capable avaient les qualités des eaux potables, quoiqu'elles proviennent presque toutes de puits.

L'agriculture et l'élève du bétail sont les principales occupations des habitants, généralement sobres et laborieux.

Ne trouvant pas dans les investigations précédentes des motifs suffisants de l'invasion rapide et presque subite de la maladie qui nous occupe, il nous a paru probable, surtout en nous rappelant l'intensité de l'insolation pendant l'automne de 1855, que l'existence d'émanations miasmatiques, s'introduisant dans l'économie par des voies diverses, y avaient développé l'influence délétère et pernicieuse que nous avons eu à combattre : nous avons vu des rues malpropres encombrées de fumiers ; des eaux chargées d'immondices s'amassant au pied du village pour y croupir et y laisser enfin des détritus de toutes sortes. En faut-il d'avantage pour développer les émanations délétères dont j'ai parlé ?

La commune de Loupmont se trouve située au tiers inférieur d'un coteau entièrement occupé par la culture de la vigne : il a l'aspect du levant et du midi. C'est un pays habituellement sain. On ne se rappelle pas y avoir jamais vu d'épidémie, aucune maladie endémique n'y règne. A 2 kilom. dans la plaine se trouve deux étangs continuellement couverts d'eau.

A Loupmont, de même qu'à Han, mes investigations sur la causalité de l'épidémie, se sont portées sur les habitations, sur les produits de la terre, base de l'alimentation générale. Sur la nature des eaux, et là encore je n'ai rien pu trouver d'assez sérieux pour expliquer le fléau terrible qui a ravagé cette commune. Beaucoup d'habitations, il est vrai, sont construites en dehors des règles de l'hygiène, mais combien de maisons dans ce village, réunissant au plus haut point toutes les conditions de salubrité se sont vues cruellement atteintes? Ici, plus qu'à Han, les émanations miasmatiques trouveront leur raison d'être. J'ai parlé de deux étangs non loin du village et dont les eaux ont peu d'écoulement; je dois ajouter qu'en 1854 un orage terrible a profondément remué le sol de tout le territoire à près d'un mètre de profondeur, que pendant l'automne de 1855 on a exécuté des travaux au milieu du village, consistant à remuer des terres et des boues, que ces travaux sont restés inachevés, et, chose bien digne d'être notée, c'est au voisinage de ce foyer que l'épidémie a éclaté à la fin d'octobre 1855.

A Loupmont nous avons aussi plus qu'à Han des causes prédisposantes dans l'état de gêne d'une partie de la population, dans une nourriture insuffisante, dans des excès de travail; mais, disons-le, les malheureux n'ont pas été les seules victimes de l'épidémie. Elle les a réparties avec une sorte d'impartialité chez l'homme aisé comme chez le pauvre; elle a frappé aux deux limites de la vie, sur l'enfance et sur la vieillesse, mais comme toujours s'appesantissant avec une sorte de prédilection sur l'adolescence et les personnes dans la première moitié de la vie. Elle a sévi a proportion égale sur l'un et sur l'autre séxe.

Ces dernières remarques nous confirment de plus en plus dans l'idée d'une cause générale influençant tous les individus qui la subissent, mais exerçant une impression d'autant plus profonde et plus étendue que l'activité vitale plus grande elle-même, a absorbé, par cette raison, une dose plus forte de poison.

En nous résumant, disons que pour nous, il est hors de doute que la fièvre typhoïde, telle qu'il a nous a été donné de l'observer à Loupmont et à Han-sur-Meuse, reconnaît pour cause spécifique un empoisonnement miasmatique. Que ces miasmes se dégagent sous l'influence des rayons solaires, des lieux bas et humides contenant des détritus végétaux et animaux; mais que toutes les personnes exposées à cette influence morbide sont loin d'en ressentir également les effets; qu'elle déterminera chez les uns un

simple malaise , chez les autres les accidents les plus ter-
ribles., suivant la prédisposition particulière des sujets.

INCUBATION.

Nous avons remarqué chez tous nos malades une période
d'incubation entre l'application du principe morbide et l'invasion de la maladie. Cette période a eu pour durée un
septenaire au moins ; quelquefois elle a été beaucoup plus
longue. Le premier effet produit a été la courbature, le bri-
sement des membres, la céphalalgie, l'anorexie, l'empâte-
ment de la bouche, souvent de la diarrhée et des frissons.
En même temps, le sommeil se perd et une profonde tristesse s'empare des sujets. Disons aussi que chez bon nombre
d'individus tout s'est borné là; chez eux l'économie semble
avoir été réfractaire à l'agent morbide.

INVASION.

Une sorte d'avertissement venait donc prévenir nos malades avant que la maladie ne les force de s'aliter. Consulté
dans ces circonstances, nous avons essayé de faire avorter
le mal; nous avons rarement réussi; mais généralement
l'affection qui s'en est suivie a présenté moins de gravité. Ce
nouveau début s'annonçait tantôt par une sorte d'indigestion
avec vomissements muqueux et bilieux, de la sensibilité à
l'épigastre et dans l'abdomen ; la langue était blanche,
chargée, les gencives d'un blanc nacré, l'haleine fétide, de
la diarrhée ou de la constipation. Aux troubles du tube di-
gestif se joignaient une accélération rapide dans le pouls et
une céphalalgie intense. D'autres fois il semblait que l'on ait
affaire à une fièvre rémittente : des frissons violents suivis
de chaleur et de sueur revenant par accès et s'accompagnant
de vomissements bilieux et porracés, de douleurs épigastri-
ques avec céphalalgie et prostration générale. Mais bientôt
la pyrexie augmentait, les accès se confondaient et devenaient
continus , alors apparaissait le cachet typhique particulier.

MARCHE. DURÉE.

Dans cette première période ou premier septenaire, nous trouvons une céphalalgie frontale vive; les traits de la face expriment l'abattement, l'intelligence paraît obtuse, les réponses se font avec lenteur et une certaine difficulté; pendant la nuit un peu de délire tranquille; d'autres fois, mais beaucoup plus rarement, une agitation extrême et un délire considérable. Les malades accusent tous de la prostration avec brisements des membres; ils ne peuvent se tenir debout. L'ouïe se perd en partie, des épistaxis plus ou moins abondantes ont lieu, la bouche est mauvaise, puante, la langue est blanche, large, épaisse, elle se dessèche; la soif est très vive, l'appétit nul. Presque toujours il y a des nausées, des vomissements, le ventre est gros, un peu tendu, surtout à l'épigastre et vers l'ombilic. A cette période, nous avons trouvé chez presque tous nos malades une toux plus ou moins intense avec râle sibilant. Contrairement à ce que disent beaucoup d'auteurs, nous avons rarement trouvé les taches lenticulaires avant le 7e jour, mais bien du 8e au 12e.

2.ᵉ *période.* — Cette période parcourue, nous voyons la céphalalgie cesser et la surdité augmenter. Les malades sont couchés sur le dos et complétement prostrés, tous sont dans un coma profond; nous en avons vu deux dans une agitation convulsive extrême avec soubresauts dans les tendons et délire furieux. C'est communément alors que nous avons vu apparaître les fuliginosités des dents et des gencives. Le ventre se tend davantage, la respiration est plus difficile, les urines sont rouges et rares, le pouls reste fréquent, mais il est mou, dépressible; alors aussi se sont montrées les hémorrhagies intestinales abondantes, les pétéchies, les échymoses et les plaques gangreneuses, au sacrum surtout, les sudamina ont eu à cette époque chez certains sujets un développement inaccoutumé.

3° *période.* — Vers le 3e septenaire, les accidents que nous venons de passer en revue ont persisté chez les uns, sans aggravation et quelquefois avec une détente marquée des phénomènes nerveux ; chez d'autres l'état comateux a augmenté, la respiration est devenue plus difficile, la parole plus lente et embarrassée, le pouls fréquent a faibli d'une façon notable, les sueurs visqueuses ont recouvert la peau et le malade a succombé à une sorte d'asphyxie produite par l'engouement pulmonaire. Tels sont les symptômes les plus saillants que nous avons observés ; mais la durée de l'affection n'a pas toujours été celle que nous venons de tracer, elle a été souvent plus considérable, et chez deux sujets, le mari et la femme, elle s'est prolongée plusieurs mois, pour finir par la mort de l'une et la guérison de l'autre.

Dans la commune de Han, la durée moyenne des jours de maladie chez les personnes qui ont succombé a été de 43 ; la moyenne des jours de maladie des personnes qui ont guéri a été de 31.

A Loupmont, la moyenne des jours pour les décès a été de 27 ; pour les guérisons la moyenne est de 40 jours.

Je montrerai, en parlant du traitement, que s'il existe une différence notable dans la durée de la maladie de ces deux communes, cela dépend uniquement de la nature du traitement employé.

COMPLICATIONS.

Parmi les complications que nous avons observées dans le cours de l'épidémie qui nous occupe, les accidents cérébraux n'ont pas été rares ; chez deux malades nous avons eu une ataxie des plus complètes. Ces deux cas nous ont rappelé la phrénésie des anciens médecins, et la sotte maladie de certains habitants de la Lorraine qui donnent ce nom aux phénomènes dont nous parlons ; ces dénominations satisfont peut-être mieux notre esprit que les mots *meningite, meningo cephalite et meningite-cerebro spinale* des différents médecins, heureux de trouver un prétexte et une explication à des complications dont ils ne se rendent qu'imparfaitement compte l'anatomie pathologique ne corroborant que rarement leur diagnostic. Pour nous, nous ne voyons dans ces troubles particuliers, que l'indice d'un état des plus profonds contre lequel la nature n'a pas trop de toutes ses ressources pour lutter. Le délire tranquille, les rêvasseries, les soubresauts des tendons, sont des accidents de même nature à un degré moins prononcé, dépendant : 1° d'une stimulation imparfaite du cerveau qui ne reçoit qu'un sang vicié ; 2° de l'état pyrétique général qui n'est lui-même qu'un effort de réaction du principe vital, contre le principe morbide.

Nous signalerons aussi comme complication la stomatite qui a existé chez presque tous nos malades ; c'était au début, une teinte nacrée des gencives, qui ne tardaient pas à se recouvrir d'un enduit pultacé s'étendant vers l'arrière-bouche surtout, et qui amenait fréquemment une gêne dans la déglutition ; nous n'avons pas remarqué une aggravation sérieuse dans l'affection principale, par suite de cet état qui ne tardait pas à céder aux moyens dirigés contre lui.

La bronchite et la pneumonie se sont montrées fréquemment dans le cours de l'épidémie. La première s'est développée chez le quart des malades ; elle se traduisait par une gêne dans la respiration, par une toux souvent très fatigante, un râle muqueux intense, enfin par une expectoration muqueuse et parfois striée d'un peu de sang.

La pneumonie a plusieurs fois amené la mort des malades, surtout lorsqu'elle apparaissait après le troisième septenaire, alors que déjà les sujets n'offraient plus les ressources suffisantes pour combattre utilement l'oppression, l'engouement bronchique et la matité thoracique.

La rétention d'urine a existé dans plus de moitié des cas, mais à des degrés différents ; cinq à six fois seulement il a été nécessaire de recourir à la sonde. C'est surtout chez les individus plongés dans la somnolence avec prostration générale que se sont montrés ces accidents. Différentes fois la cessation du délire et la netteté des idées sont survenues par suite de l'évacuation du trop plein de la vessie.

La complication la plus fâcheuse, celle qui a donné son cachet grave et meurtrier à l'épidémie, se sont les hémorrhagies spontanées qui ont eu lieu chez la plupart des malades. Les épistaxis n'ont pas eu le caractère inquiétant que l'on rencontre quelquefois, mais celles qui se firent dans l'intestin et dont l'évacuation eut lieu par l'anus ont été des plus fréquentes et ont eu la plus grande gravité. Chez un malade, elles ont été foudroyantes et ont amené la mort en quelques heures. C'est généralement vers le 3me septenaire que ces hémorrhagies ont eu lieu. Je les ai vu survenir le 12e jour chez deux malades, chez un troisième ce ne fut qu'au 35e jour de sa maladie. Celles qui ont été modérées et qui ont paru provenir d'une exalation sanguine se faisant dans l'iléon, n'ont pas toujours été funestes ; mais celles provenant probablement des surfaces ulcérées du même organe ont eu, presque toutes, un résultat fâcheux.

Les muqueuses n'ont pas été seules le siége dépanchements sanguins ; nous avons trouvé chez quatre malades des hémorrhagies sous-cutanées, sorte de suffusion sanguine se faisant dans le tissu cellulaire et formant des taches échymotiques d'une grandeur variable, tantôt sur une partie, tantôt sur une autre. M. Carel, médecin à Apremont, a donné des soins à une malade de Loupmont chez laquelle les orteils et les talons se sont couverts de plaies profondes à la suite de taches gangreneuses. Chez une de mes malades, l'extrémité du nez, sur une surface de 3 centimètres en longueur et de 2 en largeur, est devenue bleuâtre, puis noire ; enfin, une escharre sèche s'est détachée après quinze jours d'apparition, et a occasioné une perte de substance intéressant toutes les parties jusqu'à la cloison médiane qui se trouve à nu. Cette escharre est sèche et carbonisée ; elle pèse 4 grammes. Des taches noires de plusieurs centimètres d'étendue occupaient en même temps la face et les bras ; des hémorrhagies abondantes eurent lieu par l'anus. Cette femme a guéri.

C'est surtout chez des malades de l'âge de 15 à 23 ans que les auteurs ont vu survenir des hémorrhagies ; nous les a-vons rencontrées chez des malades de tous les âges. L'in-fluence de ces hémorrhagies sur la marche de la maladie a toujours été des plus fâcheuses ; elles ont amené une dimi-nution rapide des forces, la pâleur et l'affaissement des traits, le ballonnement du ventre , le coma; à leur suite les plaies , celles du sacrum surtout , prenaient un aspect livide et quoi-qu'on fasse ne tardaient pas à répandre une odeur gangre-neuse.

La nature du sang dans les hémorrhagies anales présentait ceci de particulier, que les globules paraissaient plutôt aug-mentés que diminués, la fibrine a toujours paru y faire défaut, et la fluidité avait manifestement augmenté ; une seule fois , nous avons pu remarquer en présence de M. le docteur Colson un caillot volumineux et presque moulé. La nature du traitement employé n'a pas paru influencer cette tendance aux hémorrhagies. Nous sommes néanmoins portés à sup-poser que la médication antiphlogistique n'a pu que les favoriser.

TRAITEMENT.

En parlant de la nature de la maladie, j'ai dit que la fièvre typhoïde était une pyrexie d'une nature essentielle et occa-sionée par l'introduction dans l'organisme d'un poison mias-matique tendant à l'abolition des fonctions vitales. La physionomie symptômatique toute entière , pour celui qui l'envisage avec ensemble et une dose suffisante de philoso-phie médicale, a une tendance déprimante de la vitalité telle-ment manifeste, que toute thérapeutique autre que la médica-tion éliminatrice réactionnelle et antiseptique paraît être un non sens, pour ne pas employer une expression plus forte. Cette médication doit être basée bien évidemment suivant les degrés et suivant les complications des autres états morbides qui peuvent venir s'ajouter à l'élément principal, qui fait le fond de la maladie.

J'ai employé au début les purgatifs salins le plus souvent associés au tartre stibié, avec une certaine régularité , c'est-à-dire tous les deux jours pendant le premier septenaire et quelquefois pendant le second. J'ai dù faire vomir certains malades chez lesquels les évacuations ne produisaient pas les effets que j'en attendais, c'est-à-dire la cessation de la céphalalgie , l'humidité de la langue , la souplesse du ventre , un ralentissement dans le pouls et la diminution de la soif. Ceci obtenu , j'ai prescrit le tannate de quinine à la dose d'un gramme dans les 24 heures, ou l'extrait mou de quinquina à la dose de 4 à 6 grammes dans le même temps. Dès l'apparition des taches lenticulaires , mes malades prenaient d'heure en heure une cuillerée à bouche d'une potion antiseptique , qui devait être continuée jusqu'à la convalescence concurremment avec la préparation quinique.

J'ai toujours autorisé un léger bouillon même avant la cessation complète de la fièvre : j'ai même donné dans ces circonstances quelques gouttes de vin trempé dans deux fois la même quantité d'eau.

J'ai obtenu des succès remarquables avec le musc , l'éther et l'opium dans les cas d'ataxie violente. A ces moyens je joignais les réfrigérants sur la tête et les affusions d'eau froide sur tout le corps.

L'eau froide employée de cette manière nous a toujours paru produire un bon effet.

Sur cent dix malades auxquels j'ai donné des soins, je n'ai eu recours que deux fois aux émissions sanguines pour combattre des pneumonies graves et tout-à-fait aiguës. Les autres accidents de congestions des organes ont été combattus par les révulsifs à la peau , rendus aussi énergiques que possible.

Nous avons essayé d'enrayer les hémorrhagies au moyen du ratanhia en potions et en lavements. Nous croyons nous être mieux trouvés pour les derniers , de l'alun administré à la dose de 25 et 30 grammes dans un demi-litre d'eau froide, les réfrigérants entretenus sur l'abdomen nous ont été aussi d'un grand secours.

Nous savons que M. Martin Solon a préconisé l'emploi du seigle ergoté dans les hémorrhagies intestinales des fièvres typhoïdes ; nous n'y avons pas eu recours, redoutant l'influence de l'ergot de seigle sur l'état général de la constitution.

Cette thérapeutique, aidée de tous les moyens hygiéniques que les circonstances nous ont permis d'employer, nous a donné un résultat que nous regardons comme très heureux. Dans la commune de Han nous n'avons perdu qu'un malade sur neuf. Dans la commune de Loupmont un sur huit.

Les médecins qui ont cru devoir employer les émissions sanguines et déprimer la vitalité de l'organisme, ont vu succomber le tiers de leurs malades. Disons aussi que la première méthode a amené les convalescences du 25e au 30e jour chez les malades non épuisés par des hémorrhagies répétées. Par la seconde, les convalescences ont été plus longues, plus difficiles, et se sont quelquefois prolongées pendant plusieurs mois.

CONTAGION.

Je ne terminerais pas ce rapport sans dire quelques mots de la contagion.

Pour moi, ce n'est plus là une question. L'affection que j'ai eue sous les yeux est contagieuse au premier chef. Aussi, bien des fois, le doute a traversé mon esprit, et je me suis demandé si ce n'était pas à un vrai typhus que j'avais eu à traiter ?

En présence de cette prostration, de ces hémorrhagies, de ces escharres gangreneuses et de ces suffusions sanguines dans les tissus, de cette contagion si manifeste, que les parents se fuyaient et s'abandonnaient réciproquement, comme aux hideux temps du choléra, je me suis dit : il y a là quelque chose de plus profond que la fièvre typhoïde. Et je l'avoue, quand je me revois en face de ces accidents , toute espèce de doute n'a pas disparu de mon esprit. Néanmoins, parmi les six ou sept médecins qui ont vu de ces malades , un seul a prononcé timidement le mot typhus sans y attacher d'importance , et cette simple parole n'a pu corroborer l'idée qui traversait mon esprit. Et puis, comment voir le typhus , le vrai typhus des camps , dans un pays des plus heureusement situé , chez des habitants relativement heureux et dans l'aisance , dans une saison (octobre) où les légumes frais , la viande fraîche , les fruits de toutes espèces abondent ; quand l'esprit de ces mêmes habitants était satisfait par de bonnes récoltes , en céréales, pommes de terre et en vin surtout. Les auteurs les plus graves et les plus sérieux ne nous rapportent-ils pas des observations de fièvres typhoïdes avec des hémorrhagies intestinales.

Je me suis dit, en dernière analyse, j'ai vu la fièvre typhoïde et non le vrai typhus. S'il y a identité dans un grand nombre de symptômes , il y a anomalie dans l'étiologie et je ne crois pas sans réserves à cette sorte d'axiôme de M. Louis : « L'étude comparée des symptômes, indique l'identité des deux maladies. »

Maintenant, douterons-nous que la fièvre typhoïde soit contagieuse, quand, dans une famille composée de douze individus, nous trouvons douze malades ? dans une autre famille de six personnes, six malades. Pour être totalement convaincu il suffit de jeter les yeux sur la liste des personnes malades ou mortes de l'épidémie dans les communes de Han et de Loupmont, depuis le 15 octobre 1855 jusqu'au 1er avril 1856. Comment méconnaître la contagion quand rien n'a surgi pour expliquer le fait, à moins d'admettre un principe morbide se communiquant d'un individu à un autre. Pour moi, je crois à la contagion depuis plus de quinze ans et je n'ai pas été sans inquiétudes pour les personnes dévouées qui ont prodigué leurs soins aux malades et, pour celles plus haut placées, qui sont venues maintes fois à leur chevet

leur porter des consolations et témoigner par leur présence,
que l'administration supérieure ne négligerait rien de ce qui
pouvait humainement être fait, pour apporter du soulagement à leur malheureuse position.

SAINT-MIHIEL. — TYPOGRAPHIE DE CASNER.

www.ingramcontent.com/pod-product-compliance
Ingram Content Group UK Ltd.
Pitfield, Milton Keynes, MK11 3LW, UK
UKHW021203140726
13695UKWH00005B/2302